AF295758

OBSERVATIONS

D'ANGINES SOUS-GLOTTIQUES,

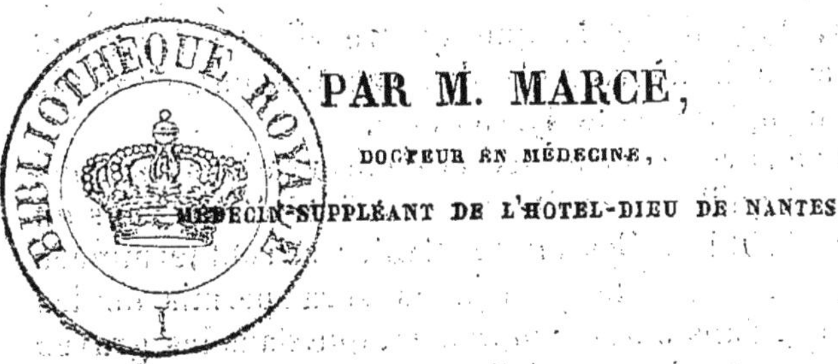

PAR M. MARCÉ,

DOCTEUR EN MÉDECINE,

MÉDECIN-SUPPLÉANT DE L'HOTEL-DIEU DE NANTES.

L'angine sous-glottique, décrite pour la première fois, il y a quelques années, par M. le professeur Cruveilhier, n'est cependant connue que par un petit nombre de faits. La plupart sont consignés dans son ouvrage d'anatomie pathologique.

Deux autres observations concernant cette grave maladie ont été publiées : l'une, par un collaborateur au Bulletin de la Société Anatomique ; l'autre, en 1837, par notre collègue, M. Gély, dans les Archives Générales de Médecine.

Le dernier Dictionnaire des Sciences Médicales en

donne une description qui ne repose en définitive que sur sept ou huit observations, et qui n'insiste point sur les circonstances au milieu desquelles se développe cette affection du larynx.

M. Cruveilhier, dans ses derniers Follicules d'Anatomie, ne publie que quelques mots à son sujet, se bornant à dire qu'il en a trouvé un assez grand nombre d'exemples qu'il ne cite pas.

Depuis ces quinze derniers mois, cinq observations d'angines sous-glottiques ont été rencontrées à l'Hôtel-Dieu de Nantes. Trois nous appartiennent, deux sont dues à l'obligeance de notre collègue, M. le docteur Mahot.

Disons, tout d'abord, que quatre d'entre elles ont coïncidé avec la fièvre typhoïde, une cinquième avec la rougeole compliquée de dyssenterie.

Nous avons réuni et classé ces observations, et nous avons pensé qu'il ne serait pas sans intérêt de vous en présenter l'histoire. Ces cinq maladies se sont terminées par la mort, de sorte qu'il nous sera permis de les analyser tant dans leurs symptômes, que dans les graves altérations anatomiques qu'elles ont présentées.

Sur ces cinq angines sous-glottiques, deux eurent la forme ulcéreuse, trois la forme phlegmoneuse ; nous commencerons par la première, comme étant la plus simple, la moins grave, et parce que, dans certains cas, elle est peut-être un acheminement vers la seconde.

PREMIÈRE OBSERVATION.

Laryngite sous-glottique ; ulcération des cordes vocales, fièvre typhoïde ; mort. (Extrait d'une note communiquée par M. Mahot.)

Baudez (Pierre), postillon, âgé de 20 ans, d'un tempérament sanguin, d'une forte constitution, a été exposé, pendant deux nuits consécutives, à l'influence d'un très-mauvais temps.

Bientôt, frisson violent, céphalalgie, douleur dans la région sternale, dyspnée, toux, crachats muqueux, puis diarrhée abondante.

Le 10 décembre 1839, trois semaines après le refroidissement, première cause de tous ces accidents, il entre à l'Hôtel-Dieu. Depuis quelques jours, il y avait aphonie; on entendait à peine le malade parler.

Les symptômes caractéristiques de la fièvre typhoïde ne tardèrent pas à se dessiner.

Abattement profond, face un peu animée, réponses peu sûres, peu raisonnables; abdomen indolent, quelques selles liquides, qui persistent pendant tout le cours de cette maladie; pouls vif, mou, fréquent; dans la nuit un peu de délire.

L'état de ce jeune homme s'aggrava progressivement. Le traitement consista principalement dans l'emploi de boissons délayantes abondantes, et de saignées de bras répétées.

Le 18 décembre, c'est-à-dire neuf jours après son entrée à l'Hôtel-Dieu, et vers la fin du quatrième septenaire, il succomba, ayant présenté de l'aphonie pendant tout le cours de cette fièvre typhoïde.

Autopsie. — *Larynx* : Les deux cordes vocales inférieures présentaient une ulcération allongée, sur la face par laquelle elles se correspondent à elles-mêmes.

Cette ulcération s'étendait d'une extrémité de la corde vocale à l'autre. Ses bords étaient nets, comme taillés avec un emporte-pièce, sans gonflement ni injection aucune.

L'ulcération était recouverte en certains points d'une couche pseudo-membraneuse molle, jaunâtre. De chaque côté, on apercevait une petite végétation arrondie, rouge, grosse comme la tête d'une épingle.

La muqueuse laryngienne, dans le reste de son étendue, était saine; celle des bronches était un peu injectée.

Poumons libres d'adhérences, crépitants en avant, engoués en arrière.

Le cœur était flasque. — Pâleur du foie et de la ré-

sicule biliaire ; ramollissement de la rate, qui était volu-
mineuse.

Dans la partie inférieure de l'iléum, au-dessus de la
valvule iléo-cœcale, ulcérations nombreuses, arrondies,
larges de 8 ou 9 millim. ; dans le fonds de quelques-unes,
membrane musculeuse à nu, avec ses fibres transversales.

De l'une de ces ulcérations s'échappait, par la pres-
sion, gros comme un pois de pus vert blanchâtre.

D'autres plaques ulcérées étaient au-dessus, mais de
plus en plus rares, à mesure qu'on s'éloignait de la valvule.

Nous signalerons, dans cette observation de fièvre
typhoïde : 1.º la forme ulcéreuse de la laryngite qui la
compliqua ; 2.º son siège le long des deux cordes vocales ; 3.º l'aphonie sans accès de suffocation, par laquelle elle se manifesta pendant tout le cours de la
maladie ; 4.º l'aspect de cette ulcération, qui rappelait
celle de la fin de l'iléum ; 5.º son peu de profondeur,
puisqu'elle n'avait intéressé que la muqueuse ; et que les
tissus sous-jacents avaient été respectés ; 6.º la date de
cette ulcération, qui se trouva contemporaine de la fièvre
typhoïde, et même qui sembla n'être survenue qu'après
les accidents du début. — Cependant, la profession du
malade qui était postillon, et qui, comme tel, était exposé à de continuels efforts de voix, à des intempéries
de toute espèce, à des excès alcooliques, pourrait bien
justifier l'hypothèse d'une irritation laryngienne antécé-
dente. 7.º Enfin, nous insisterons sur la forme ulcéreuse
que présenta cette laryngite, d'abord, parce que,
hors les cas de diathèse syphilitique ou tuberculeuse,
cette forme est extrêmement rare, et qu'ensuite, dans
l'évolution des affections laryngiennes compliquant la
fièvre typhoïde, elle nous semble marquer un point
de départ, et constituer, au milieu de la plupart des cas
que nous allons décrire, une altération véritablement
primordiale.

Dans le cas qui va suivre, la forme ulcéreuse de la

aryngite existait aussi ; mais elle se montra plus profonde, et nous sembla caractériser une nouvelle période de cette maladie.

2.ᵉ OBSERVATION.

Angine sous-glottique; p'aques ulcératives du larynx; fièvre typhoïde. (Note communiquée par M. Mahot.)

Jeune soldat mort à l'Hôtel-Dieu, quinze jours après son entrée, des suites d'une fièvre typhoïde avec symptômes catarrhaux prononcés ; point d'autres renseignements.

Voici ce qu'il présenta à l'autopsie : Le larynx paraissait parfaitement sain à l'extérieur ; mais, sur la muqueuse intrà-laryngienne, dans le point correspondant à la réunion des cartilages aryténoïdes sur la ligne médiane, on trouvait une ulcération large comme une pièce de cinquante centimes. Cette ulcération était profonde ; elle avait détruit toute la muqueuse et une partie du tissu cellulaire sous-jacent ; cependant, elle ne s'étendait pas jusqu'aux cartilages ; elle était d'une couleur noire, que l'on retrouvait aussi, dans les tissus sousjacents ; les autres portions de la muqueuse du larynx étaient saines.

Les poumons étaient le siége d'un engouement hypostatique, à leur partie postérieure.

Dans les intestins, altérations anatomiques propres à la fièvre typhoïde ; mais, dans ce cas, les plaques de Peyer n'étaient pas ulcérées, elles n'étaient qu'engorgées, ayant plusieurs jusqu'à 12 centim. de longueur, offrant toutes une surface parfaitement gauffrée et paraissant criblées de petits trous qui représentaient des orifices de follicules. — De plus, on trouvait un grand nombre de follicules isolés, ou de Brunner, gros comme des grains de chenevis non ulcérés.

Cette observation nous offre un autre exemple de laryngite ulcéreuse, coïncidant avec la fièvre typhoïde :

le siége n'est pas le même que dans la précédente ; ce n'est pas sur la continuité des cordes vocales que s'observe l'ulcération, mais dans l'intervalle qui sépare leurs extrémités postérieures. Nous verrons que la région crico-aryténoïdienne paraît, en effet, le plus souvent affectée à la laryngite qui complique la fièvre typhoïde.

Le défaut de renseignements ne nous permet pas ici d'établir des rapports entre la lésion et les symptômes. Nous ne savons pas s'il y avait eu dans ce cas aphonie ou altération quelconque de la voix. Mais l'inspection du cadavre nous montre une lésion plus profonde que dans l'observation n.º 1 : il y a à la fois ulcération de la muqueuse et destruction du tissu cellulaire sous-jacent. De plus, à la teinte noirâtre des parties voisines, il est facile de présumer que la maladie s'étendait de plus en plus. Cependant, l'articulation et les cartilages, soit aryténoïdiens, soit cricoïdiens, n'avaient point été atteints, du moins l'observation ne le mentionne pas.

Dans celles qui vont suivre, le fait de l'ulcération s'efface devant l'altération plus ou moins profonde de ces derniers organes. Quelquefois, souvent même, l'ulcération de la muqueuse laryngienne n'existe pas, lorsque l'articulation crico-aryténoïdienne et les cartilages qui la composent nagent au milieu d'un kyste purulent. De telle sorte que, lorsque, dans ces cas, une ulcération perforative existe, soit au-dedans, soit au dehors du larynx, tout annonce qu'elle est secondaire et le résultat d'un travail phlegmoneux.

3.ᵉ OBSERVATION.

Laryngite sous-glottiq. Destruction de l'aryténoïde gauche. Fièvre typhoïde.

Le nommé Priole (Jean), caporal au 20.ᵉ de ligne, âgé de 23 ans, fut pris, le 1.ᵉʳ février 1839, de frissons avec céphalalgie, faiblesse générale, courbature.

Il entra à l'Hôtel-Dieu le 6 janvier ; il avait alors de

l'anorexie, une soif vive, la bouche mauvaise, de la diarrhée, une langue un peu sale, une fièvre intense, de la douleur à la gorge, sans rougeur ni gonflement de l'arrière-bouche. Il y avait de plus un peu de toux, et la voix était faible, enrouée, peu vibrante, mais point d'aphonie complète.

Nous apprîmes, par renseignements précis, que ce militaire avait ordinairement la voix timbrée comme celle d'une femme, et que cette disposition habituelle le rendait un objet de railleries de la part de ses camarades.

La fièvre typhoïde dont il présentait les symptômes à l'époque de son entrée, se développa de plus en plus ; dans ce cas, ce fut la diarrhée qui l'emporta sur tous les autres accidents. Cependant, il y eut un peu de toux, de l'oppression, point d'expectoration.

Le seul accident laryngien qui se manifesta pendant les deux mois que dura cette maladie, fut l'enrouement ; il n'y eut point de douleur à la gorge, point de hoquet, ni d'aphonie, point d'accès de suffocation.

Épuisé par la diarrhée, ce malade succomba le 5 mars.

Autopsie. — Le larynx ayant été ouvert par la partie antérieure, on vit en arrière, au-dessus de la corde vocale, du côté gauche, une ouverture ovalaire de 5 millimètres dans le sens vertical, de 7 millim. dans le sens de la corde vocale gauche qu'elle cotoyait dans son cinquième postérieur. Cette ouverture avait son rebord lisse, aminci, mais résistant, non ulcéré, flottant entre la cavité du larynx et celle dont cette ouverture formait l'entrée.

Déjà en incisant le larynx, nous avions remarqué qu'à gauche, vis-à-vis l'emplacement du cartilage aryténoïde, il y avait un affaissement de surface contrastant avec la saillie normale que faisait la base de l'aryténoïde du côté droit.

L'ouverture décrite ci-dessus ayant été agrandie transversalement, nous vîmes une cavité capable de loger une noisette, occupant la place de l'aryténoïde gauche, dont nous ne trouvâmes pas vestiges.

Cette cavité était tapissée d'une membrane grisâtre, recouverte elle-même d'une couche mince de concrétions pseudo-membraneuse friables, ne contenant point de pus ni aucun débris cartilagineux. Cette cavité était sphérique ; ses parois, minces et mobiles, étaient formées par l'épaisseur de la muqueuse doublée d'un peu de tissu sous-muqueux du côté de la cavité laryngienne ; et du côté de l'œsophage par la couche plus épaisse des muscles crico-aryténoïdiens et aryténoïdiens postérieurs ainsi que par le tissu cellulaire sous-jacent.

Au fond de cette cavité se voyait la surface articulaire du cricoïde dépourvue de périchondre, mise à nue par l'absence totale du cartilage aryténoïde gauche.

La corde vocale de ce côté était moins tendue, plus lâche que celle du côté droit, ce qui s'expliquait bien par le défaut de son point d'appui : la base de l'aresténoïde correspondant.

Entre l'extrémité postérieure des deux cordes vocales, un peu plus à droite qu'à gauche, existait une ulcération superficielle de la muqueuse.

Les ventricules et le reste du larynx n'offraient rien de remarquable. La trachée-artère et les bronches ne contenaient point de mucosités.

Poumons libres d'adhérences, interstices périphériques, des lobules pulmonaires dessinés par un petit bourrelet, emphysémateux, décrivant des lignes flexueuses à la surface des poumons.

Ces organes, qui étaient sains et crépitants dans leurs deux tiers antérieurs, présentaient un engouement séro-sanguin en arrière. De plus, dans le sommet du poumon droit, dans ses couches postérieures, on trouvait des noyaux rougeâtres, friables, entourés d'un engouement séro-sanguin très-marqué.

Le cœur était pâle et flasque.

Quelques plaques rouges se remarquaient dans la grande courbure de l'estomac, la muqueuse duodénale était hérissée de petites aspérités aqueuses ; elle présentait une surface comme chagrinée. — Le long de l'iléum, on voyait huit ou dix plaques gauffrées, interceptant la continuité des valvules conniventes.

Vers la terminaison de l'iléum, la muqueuse était criblée d'ulcérations qui la découpaient çà et là; la plupart de ces ulcérations étaient arrondies, ovalaires, à bords flottants, décollés, ayant pour fond la musculeuse reconnaissable à ses fibres transversales.

L'une de ces ulcérations était presque perforante, et n'avait pour plancher que la fragile épaisseur du péritoine, qui, dans ce point, était mince comme une feuille de papier de soie.

La valvule iléo-cœcale, d'une teinte ardoisée, n'était pas ulcérée.

Muqueuse du cœcum rouge, incrustée de matières fécales. Dans le gros intestin, quelques plaques rouges; dans sa portion descendante, on trouvait des matières fécales solides, et des gaz dans son arc transverse. — Les glandes mésentériques étaient rouges et tuméfiées.

Voilà encore une laryngite sous-glottique compliquant une fièvre typhoïde.

Mais ici l'altération laryngienne est beaucoup plus grave et intéresse un plus grand nombre de parties que dans les observations précédentes.

Il y a bien encore ici une ulcération (celle qu'on voit entre les deux cordes vocales en arrière); mais cette lésion s'éclipse, en quelque sorte, devant celle que présente l'articulation crico-aryténoïdienne gauche, qui est détruite de ce côté; en effet, un kyste ouvert dans le larynx tient, dans sa totalité, la place de l'aryténoïde dont il ne reste pas le moindre débris, cartilage qui, après avoir été disséqué et nécrosé par un abcès, s'est échappé sans doute à travers l'ouverture située au-dessus de la corde vocale, pour de là tomber dans la cavité laryngienne.

Comment s'est formé l'abcès qui a détruit l'articulation crico-aryténoïdienne gauche?

Deux explications nous semblent, dans ce cas, pouvoir être invoquées.

Suivant l'une., l'abcès circumaryténoïdien serait secondaire à une ulcération qui, après avoir corrodé la
muqueuse et les tissus sous-jacents, serait arrivée à l'articulation crico-aryténoïdienne gauche, et y aurait al-
lumé un travail phlegmoneux, inflammatoire. L'ouverture située au-dessus de la corde vocale indiquerait
ainsi le siége primordial de la maladie.

Suivant l'autre hypothèse, l'abcès se serait tout d'a-
bord manifesté au sein de l'articulation crico-aryténoïdienne gauche, ou dans les tissus sous-muqueux.; et,
après avoir nécrosé le cartilage aryténoïdien, se serait
frayé une issue à travers l'ouverture que nous avons
décrite et qui serait alors secondaire.

Ces deux hypothèses peuvent être appuyées par des
arguments d'une valeur égale; car si, d'une part, nous
avons signalé, dans nos deux premières observations,
des ulcérations laryngiennes avec tendance à profonder,
d'un autre côté nous pourrons invoquer des faits dans
lesquels l'abcès laryngien est primitif, puisqu'il existe
sans qu'il y ait encore aucune ulcération qui l'avoisine,
et que le pus et les cartilages nécrosés sont logés dans
un kyste aminci, mais parfaitement intact.

L'aphonie fut le seul dérangement fonctionnel par
lequel se manifesta cette altération laryngienne si profonde. De sorte que, symptomatiquement parlant, elle ne
différa pas des deux angines précédentes qui ne consis-
taient pourtant qu'en de simples ulcérations de la muqueuse.

Du reste, l'aphonie, dans ce cas, s'explique bien par
le relâchement de la corde vocale gauche, dont l'extrémité postérieure ne s'appuyait plus que sur les parois
flottantes du kyste, privée qu'elle était de son insertion
aryténoïdienne.

La fièvre typhoïde à laquelle succomba ce militaire,
ne fut pas sans influence sans doute sur cette altération
du larynx; mais il résulte du commémoratif que ce jeune
homme avait dans la voix un timbre féminin, et qu'il
portait par conséquent, depuis long-temps, une altéra-

tion des organes vocaux, à laquelle sa dernière maladie aura imprimé de nouveaux développements.

Voici, à propos de l'altération de la voix chez les militaires, un fait qui nous semble digne de remarque. C'est que l'enrouement habituel, la raucité du timbre vocal, la demi-aphonie, se rencontrent, en général, plus souvent chez les militaires exerçant quelques commandements à haute voix, que chez les simples soldats. — Nous avons bien fréquemment observé que sur un chiffre donné de ces aphonies chez les militaires, les sergents, et surtout les caporaux, sont toujours relativement, en proportion, très-considérables. Il suffit de se rendre sur un champ d'exercices et de manœuvres pour trouver l'explication de cette circonstance. Le sujet de cette observation était en effet caporal.

La période à laquelle était parvenu le cas de laryngite que nous analysons, peut donner une idée des moyens qu'emploie la nature pour arriver, sinon à une réhabilitation des parties (elle est impossible puisqu'il y a nécrose), du moins à une guérison des désordres consécutifs. Nous voyons, en effet ici, qu'après la violente inflammation productrice de la nécrose de l'aryténoïde, il y a eu expulsion du cartilage devenu corps étranger, qu'un kyste revêtu intérieurement d'une fausse membrane l'a remplacé, et que si la vie avait continué, ce kyste, obéissant à un mouvement de concentricité, aurait fini sans doute par s'amoindrir et s'indurer pour offrir à la corde vocale correspondante un point d'appui suffisant. Mais ces aperçus sur le mode de cicatrisation des kystes laryngiens ne sont point encore vérifiés.

4.ᵉ OBSERVATION.

Laryngite sous-glottique ; fièvre typhoïde : abcès enveloppant le cricoïde, et les aryténoïdes nécrosés. Mort.

Lemonnier, fusilier au 20.ᵉ de ligne, âgé de 22 ans,

de complexion grêle, entré à l'Hôtel-Dieu de Nantes le 25 décembre 1839, présenta les symptômes suivants :

Chaleur fébrile de la peau, légère fréquence du pouls, douleur au côté droit de la poitrine, un peu d'obscurité de la respiration, toux fréquente, sèche, enrouement qui, du reste, lui était habituel et qui, depuis huit jours, était devenu beaucoup plus marqué. (Saignée de bras) ; sang couenneux.

Le 26, diminution de la douleur du côté et de l'obscurité de la respiration ; mais continuation de la fièvre, et de plus diarrhée. (Deuxième saignée de bras) ; sang toujours couenneux.

Le 28, même douleur au côté droit. (15 sangsues, ibidem.)

Le 31 décembre, septième jour de son arrivée, l'aspect typhoïde de la maladie se dessine ; stupeur, teinte veineuse, violacée de la face, sécheresse fuligineuse de la langue, des dents, des lèvres, diarrhée ; petite toux sèche, voix toujours enrouée, non vibrante ; parfois, aphonie presque complète. (Boissons délayantes prises en abondance.)

Le 4 janvier, après une épistaxis et une augmentation de la diarrhée, mieux sensible ; la fièvre diminua, mais la voix resta la même ; toujours émission discordante de sons alternativement aigres et rauques, quelquefois perte totale de la voix.

Du 5 au 8 janvier, commencement du troisième septénaire, aggravation de la maladie ; la période adynamique se prononce, délire pendant la nuit, stupeur, tremblement des mains, faiblesse et fréquence extrême du pouls, prostration, urines et selles involontaires. (Vésicatoires aux jambes et à la nuque ; sulfate de quinine avec laudanum de Sydenham.)

Ces accidents qui, pendant plusieurs jours, se réglèrent suivant le type remittent, double-tierce (sans frisson toutefois), s'amendèrent notablement sous l'influence de la médication tonique fébrifuge.

Ainsi, du 10 au 13, pouls moins faible, moins fréquent, cessation de la typhomanie ; mais sa voix était toujours extrêmement voilée, il y avait un peu de toux. (Sulfate de quinine.)

Le 14, commencement du quatrième septénaire, retour des accidents typhoïdes ; puis, du 15 au 16, la diarrhée étant devenue plus abondante, il y eut une amélioration momentanée.

Le 17, large escarre au sacrum et au trochanter droit ; émaciation. (Pansement des escarres avec la poudre de quinquina et de camphre.)

Le 18, un nouveau symptôme se manifeste : hoquet fatigant, continuel ; aphonie, gêne de la respiration ; mais point d'accès de suffocation.

Du 19 au 24, le hoquet continue sans interruption, avec secousses plus ou moins rapprochées ; parfois, douleur à la gorge ; un peu de toux.

Accidents typhoïdes portés au dernier degré ; prostration extrême. Il paraît un bubon dans l'aîne gauche.

Le 25, c'est-à-dire vers la fin du cinquième septénaire, il se déclare un mieux sensible, inespéré ; le hoquet cesse ; le facies se ranime, pouls plus ferme ; sous l'escarre du sacrum, chairs vermeilles, vivantes ; la ponction de l'abcès inguinal fournit un pus bien lié, inodore.

Mais cette lueur d'espérance ne tarde pas à s'évanouir.

Le 29 janvier, commencement du sixième septénaire, délire dans la nuit ; plaie du sacrum moins rouge.

Le 2 février, retour du hoquet et toux plus fatigante. (Vésicatoire au larynx.)

Le 3, crachats rouillés de la pneumonie, pouls assez ferme pour qu'on crût pouvoir se permettre une saignée de quelques cuillerées de sang, qui se couvre bientôt d'une couenne molle, parsemée et cloisonnée de points et de traînées grisâtres et formant les trois quarts du caillot.

Le 4, point de mieux : hoquet plus fort, plus répété, crachats pneumoniques, délire, diarrhée. (Deuxième vésicatoire sur la région du larynx.)

Le 5, même état. Vésicatoire sur le sternum. — Mort.

Autopsie. — Epiglotte et ouverture supérieure du larynx à l'état normal. Le larynx fendu longitudinalement suivant la face postérieure, on vit en arrière et autour du chaton du cartilage cricoïde, un abcès à parois intactes, enveloppant les deux faces et les deux bords du chaton du cartilage cricoïde. Cet abcès l'enveloppait à la manière d'un kyste; il ne contenait qu'une petite quantité de pus jaune, bien lié, fluide. Les parois de l'abcès circum-cricoïdien avaient trois centimètres de largeur sur quatre de haut en bas. Le chaton de l'anneau cricoïdien était dénudé de son périchondre et humecté de pus; les cartilages aryténoïdes, désarticulés, nécrosés, étaient aussi eux contenus dans la cavité de l'abcès. Les articulations crico-aryténoïdiennes étaient détruites; l'aryténoïde gauche ne tenait plus à la surface cricoïdienne que par un filament mince; le droit en était complétement détaché, flottant sans adhérence et comme un corps étranger au milieu du kyste purulent; les muscles environnants étaient sains.

Quant à la glotte, elle était sensiblement rétrécie par l'épaississement et le gonflement des tissus compris entre les insertions postérieures des cordes vocales; de plus, les ventricules du larynx étaient effacés; de là, rétrécissement notable de cette ouverture. La muqueuse intra-glottique était saine, et le gonflement qui rétrécissait dans ce point le larynx tenait au voisinage de l'abcès circum-cricoïdien.

Dans le tube laryngien, la trachée-artère, les grosses bronches, grande quantité de mucosités puriformes, qui sans doute, en raison du rétrécissement de la glotte et de l'affaiblissement des puissance expiratrices, n'avaient pu être expectorées.

Mais on rencontrait de ces mucosités puriformes plus profondément encore : elles remplissaient l'arbre bronchique dans toute son étendue; on en trouvait jusque dans les divisions bronchiques les plus capillaires; de telle sorte qu'à la section du parenchyme pulmonaire, les surfaces incisées suintaient de nombreuses gouttelettes de pus. — La muqueuse laryngienne et bronchique était rouge.

Imperméabilité et splénification des deux poumons, et surtout du droit en arrière. Ils sont flasques tous les deux, quoique non crépitants. Quelques traces de pneumonie lobulaire.

Plèvres libres d'adhérence.

Cœur pâle, flasque, ne contenant, de même que l'aorte, l'artère pulmonaire et les gros vaisseaux, aucun caillot, mais un sang liquide, séreux, diffluent, au milieu duquel nagent, à l'état de dissolution, quelques rares globules de cruor.

Dans l'estomac, rien de remarquable. Duodénum et jéjunum tapissés d'une couche glutineuse colorée par la bile. Dans l'iléum (moitié inférieure) plaques dothinentériques, au nombre de douze ou quatorze, de couleur ardoisée, peu saillantes; la muqueuse qui les recouvre, ramollie, peut-être même ulcérée.

Dans le colon descendant, matières fécales logées dans les replis. Arc transverse et colon ascendant, distendus par des gaz.

Tissu hépatique et bile pâle. Rate triplée de volume et ramollie.

Cette observation nous présente les trois éléments dont la coïncidence a été déjà signalée plus haut, savoir: l'enrouement habituel, une fièvre typhoïde et une altération grave du larynx.

Ce militaire était habituellement enroué; il y avait donc lésion de l'organe vocal avant le développement de la fièvre typhoïde; mais il semble difficile de ne pas admettre que cette dernière maladie a donné une impulsion nouvelle à une affection déjà existante.

Et comment en aurait-il été autrement, lorsque les symptômes et les lésions pulmonaires si exactement corrélatifs, ont prouvé que les voies respiratoires ont été, dans cette fièvre typhoïde, le siége des principaux accidents; lorsque nous voyons tout l'arbre bronchique infiltré, oblitéré de mucosités puriformes, les poumons splénifiés dans leur presque totalité.

Est-il bien étonnant qu'au milieu d'un tel trouble organique et fonctionnel, le larynx, placé précisément sur la route des excrétions morbides, au centre des efforts d'inspiration et d'expiration qui l'agitaient continuellement, ait reçu un choc fatal, lorsque surtout les antécédents ont appris que déjà, depuis long-temps, il devait être organiquement affecté, puisqu'il l'était dans son action physiologique?

Il est donc permis de conclure que cette fièvre typhoïde, avec sa forme bronchique et pulmonaire, a joué un grand rôle dans le développement de cette angine sous-glottique qui, jusqu'à cette époque, ne s'était manifestée que par de l'enrouement; et comme il nous semble incontestable que cette angine sous-glottique a contribué avec la bronchite capillaire et la splénification des poumons à la terminaison fatale de cette maladie, il ressort que l'enrouement dans les fièvres typhoïdes est un symptôme fâcheux, puisqu'il peut annoncer l'imminence de désordres laryngiens assez graves par eux-mêmes pour compromettre l'existence, et même devenir rapidement mortels.

Notons de plus que chez le sujet en question, il existait de nombreux foyers de suppuration, qu'il y avait eschares au sacrum, au trochanter, bubon inguinal, suintement puriforme sur toute l'étendue des ramifications bronchiques; et qu'au milieu d'une diathèse pyogénique aussi prononcée, les localisations, les métastases purulentes devaient être faciles. Faut-il s'étonner qu'au milieu de cette disposition générale de l'organisme et des troubles respiratoires ci-dessus mentionnés, le larynx, déjà malade de longue date, soit devenu le siége d'un abcès phlegmoneux.

Dans ce fait comme toujours, d'ailleurs, la lésion laryngienne a porté l'empreinte des causes générales de la fièvre au milieu de laquelle elle s'est développée.

Il y a, en effet, entre le larynx et les diathèses mor-

bles des rapports inexpliqués, mais très-réels ; ainsi,
le larynx s'affecte dans la syphilis, dans la maladie tuberculeuse, dans la plupart des fièvres éruptives, chez
les rhumatisants, les chlorotiques, les hypocondriaques ;
chez ceux qui vivent sous l'influence habituelle de l'in-
toxication alcoolique, en un mot, chez les ivrognes ;
enfin, dans la fièvre typhoïde.

Mais, revenons à notre cas particulier, et étudions le
dans ses symptômes et ses lésions anatomiques.

Le sujet, âgé de 22 ans, d'une complexion grêle,
était habituellement enroué. Depuis huit jours il l'était
encore davantage, lorsqu'au début, et sous l'influence de
la fièvre typhoïde, la voix devint de plus en plus rauque
et même presque éteinte. On vit peu à peu le timbre
vocal s'affaiblir, ne plus vibrer. Par moment, l'aphonie
était complète, la voix semblait expirer avant la fin des
phrases les plus courtes, et le malade était obligé de
reprendre haleine pour les terminer. D'autres fois, la
voix était discordante et se composait d'un mélange assez
bizarre de sons alternativement rauques et aigus.

Tels étaient les accidents vocaux qui, au milieu des
oscillations fébriles, restèrent les mêmes jusqu'à la fin
du 4.e septenaire.

Vers cette époque, un symptôme nouveau se fit jour,
nous voulons parler du hoquet, accident fâcheux, fatigant, avec secousses douloureuses du tronc et de la
tête, qui fut l'un des plus grands tourments de ce malade, déjà en proie à la toux et à l'oppression qui per-
sista, presque sans interruption, pendant quinze jours consécutifs, et qui ne cessa qu'avec la vie.

Ce hoquet s'accompagnait d'un peu de dysphagie et
d'une légère douleur à la gorge.

Jamais il n'y eut d'accès de suffocation. Le malade
était oppressé comme dans la pneumonie, mais dominé
sans doute par l'influence stupéfiante de la fièvre typhoïde,
il ne paraissait pas avoir bien clairement conscience de
cette dyspnée et de ce trouble profond des actions respiratoires.

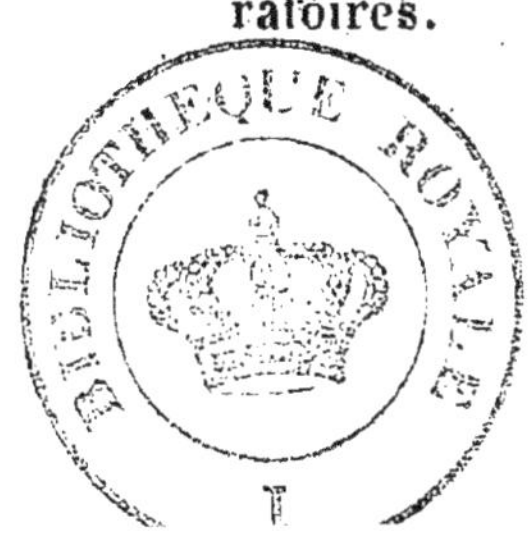

A l'autopsie , que trouvons-nous ? Des désordres organiques qui nous semblent en rapport avec les dérangements fonctionnels. Ainsi, un vaste abcès qui comprend, dans une seule et unique enveloppe, le cartilage cricoïde et les aryténoïdes , rétrécit la glotte dans son diamètre antéro-postérieur. Des lésions telles que, la nécrose du cricoïde, que celle des cartilages aryténoïdes flottant au milieu du kyste purulent , le relâchement des cordes vocales, la tuméfaction des ventricules , la saillie de l'abcès circum-aryténocricoïdien dans la cavité laryngienne et dans celle de l'œsophage , ne donnent-elles pas une explication suffisante du hoquet , de la dysphagie, de l'aphonie, des altérations diverses de la voix chez ce malade ?

Nous pensons de plus que le hoquet pouvait se rattacher à une lésion spéciale des nerfs laryngiens , émanation du pneumo-gastrique. Nous regrettons de ne pas les avoir examinés.

Cette observation de laryngite sous-glottique se distingue de celles qui précèdent par la particularité suivante : l'imperforation du kyste crico-aryténoïdien. Les parois étaient amincies surtout en arrière , mais parfaitement intactes ; les cartilages flottants et nécrosés, le pus lui-même qui n'était , du reste , qu'en petite quantité, ne s'était point encore frayé une issue au dehors. La forme de la laryngite était ici véritablement phlegmoneuse , et le travail inflammatoire, au lieu d'avoir pour point de départ la muqueuse intra-laryngienne, s'était spontanément développé au sein même de l'articulation crico-aryténoïdienne, ou dans les parties circonvoisines.

Bientôt , comme l'a montré l'observation , toutes ces parties furent détruites et enveloppées dans un vaste kyste purulent, dont la perforation menaçait de se faire, soit en arrière, vers l'œsophage, soit en avant, au-dessus des cordes vocales.

Les deux points que nous venons de nommer, doivent, ce nous semble, être considérés comme des lieux d'élection pour les perforations laryngiennes. Toutefois, nous

croyons que ces perforations sont beaucoup plus fré-
quentes en avant qu'en arrière, ce qui s'explique sans
doute par la moindre épaisseur des tissus, et surtout,
suivant nous, par les tractions continuelles qu'exécutent
les cordes vocales et les muscles thyro-aryténoïdiens
sur les parois flottantes de l'abcès.

L'observation qui va suivre, sera pour nous un autre
exemple de laryngite sous-glottique flegmoneuse, de
perforation intra-laryngienne consécutive, et nous don-
nera peut-être une idée du mécanisme qui préside à cette
dernière lésion.

5.e OBSERVATION.

*Laryngite sous-glottique. Dyssenterie. Rougeole. Épan-
chement de sérosité trouble dans le péricarde et la
plèvre gauche. Mort.*

Un militaire, âgé de 24 ans, très-amaigri, ayant la
face, les lèvres, les mains et même les poignets viola-
cés jusqu'à la cyanose, entre à l'Hôtel Dieu, le 9 mars
1841. — Il passait par Nantes, se rendant chez lui pour
profiter d'un congé de convalescence.

Sa voix est faible, enrouée, non vibrante, suffisant
à peine à l'émission de quelques réponses brèves, avant la
fin desquelles il est obligé de reprendre haleine.

Il ne paraît pas avoir conscience de cette dyspnée
qui ne s'accompagne point d'accès de suffocation. Le
malade a toute son intelligence, ne conçoit aucune in-
quiétude sur son état, préoccupé qu'il est de son congé
de convalescence; et lorsqu'on lui adresse quelques
questions, on le voit toujours pour y répondre se dres-
ser sur son séant, soit qu'il voulût donner un témoi-
gnage de ses forces, soit qu'instinctivement il lui fallût
prendre la position des gens atteints d'orthopnée pour
la simple émission de la voix.

Nous n'eûmes point de renseignements sur son état
antérieur. Voici ce qu'il nous offrit le lendemain de son

entrée : le 10 mars, rougeole couvrant tout le corps de taches violacées, lenticulaires : elle datait déjà de quatre ou cinq jours. Avant l'invasion, diarrhée sans coliques ayant débuté trois semaines avant cette éruption et n'ayant pas discontinué. Un peu de toux sans crachats.

Le 12, les taches rubioliques pâlissent.

Le 13, la diarrhée continue. A un looch avec kermès et sirop diacode, on substitue une potion de laudanum (20 gouttes), et de la tisane de riz au cachou.

Le 14, selles un peu moins nombreuses.

Le 15, l'éruption morbilleuse a disparu. La diarrhée persiste.

Le 16, elle diminue ; mais vive douleur en dehors du sein gauche, obscurité de la respiration dans ce côté : toux. Large vésicatoire sur le point douloureux.

Les 18, 19 et 20, les bronches, la trachée, s'engouent de mucosités, dont le bouillonnement s'entend à distance, et qui ne sont expectorées qu'avec beaucoup de peine ; diminution de la diarrhée. (L. bl. avec kerm. et sirop diacode), toujours douleur au côté gauche (deuxième vésicatoire), tout le corps couvert d'une couche furfuracée.

Du 21 au 27, toujours mêmes symptômes, liquidité des selles, toux avec difficulté d'expectoration, fièvre, affaiblissement progressif du malade et de toutes les fonctions, augmentation de la cyanose, toujours enrouement de la voix, puis, aphonie de plus en plus marquée. Les deux derniers jours, toux grasse et bouillonnante sans expectoration. Emploi infructueux des potions laudanisées ou expectorantes. Mort le 28 mars, à minuit.

Autopsie. — *Larynx* : à l'extrémité postérieure de chaque corde vocale se remarquaient deux taches arrondies, larges comme une pièce de 25 centimes, de teinte ardoisée, très-foncée au centre, plus claire sur les bords. Chacune de ces taches, vers son centre, présentait une ouverture de 5 millim., à bords friables, exactement parallèle dans son plus grand diamètre au bord supérieur de l'une et l'autre corde vocale.

En arrière, les muscles crico-aryténoïdiens postérieurs étaient également imprégnés d'une couleur ardoisée très-prononcée latéralement, et s'arrêtant sur le
point où ces deux muscles se réfléchissent pour s'insérer
à la lèvre externe de l'aryténoïde.

En incisant les deux ouvertures ci-dessus décrites,
on voyait tout d'abord, tant à droite qu'à gauche, la saillie
antérieure de la base de l'aryténoïde libre, isolée au
milieu d'une cavité en forme de kyste, un peu flasque,
qui contenait une petite quantité de matière puriforme,
de couleur cendrée. La base saillante de l'aryténoïde
était complétement désarticulée ; elle était dépourvue de
périchondre, humectée d'un peu de pus, à surface grisâtre, rugueuse, évidemment corrodée, surtout vers la
pointe, qui tendait à s'engager à travers l'ouverture intra-
laryngienne.

Au fond du kyste s'apercevait la surface articulaire
cricoïdienne, privée, comme celle qui lui correspondait,
de synoviale, de périchondre, de ligaments, en un mot,
frappée de nécrose.

Il y avait, à droite et à gauche, deux kystes tout-à-fait
semblables, capables de loger une noisette. Ils ne communiquaient point entre eux : chacun d'eux était parfaitement isolé et occupait le même emplacement. Dans
leur envahissement, qui tendait à frapper de nécrose
l'aryténoïde et le cricoïde, ils s'étaient arrêtés en haut,
au-dessus du tiers inférieur du premier de ces cartilages,
en bas, un peu au-delà de la surface articulaire du
second.

La surface interne de ces kystes était tapissée d'une
couche pseudo-membraneuse, grisâtre, friable, légère-
ment imprégnée de pus. Une dissection attentive nous
apprit que ces abcès avaient pour parois essentielles, la
muqueuse intrà-laryngienne et le tissu sous-muqueux,
quelques expansions tendineuses et musculeuses des thyro-aryténoïdiens, des crico-aryténoïdien latéral et crico-
aryténoïdien postérieur, enfin la corde vocale et con-
séquemment, le ligament thyro-aryténoïdien. Ces deux

derniers orgânes avaient leur insertion postérieure détachée de la base de l'aryténoïde, et se terminaient sur les parois flottantes du kyste purulent.

Quant aux deux ouvertures par lesquelles ces abcès communiquaient avec le larynx, elles étaient limitées en haut par l'insertion postérieure du ligament thyro-aryténoïdien, en bas par le muscle du même nom. De sorte que c'était précisément entre les extrémités disjointes de ces deux organes que s'était effectuée la perforation intra-laryngienne.

Dans le reste de leur étendue, les cordes vocales étaient saines, mais évidemment moins tendues, plus flasques que dans l'état normal.

Dans le péricarde, on trouva un verre de sérosité citrine, et des plaques blanches vers la base du cœur.

La cavité gauche du thorax, tapissée de fausses membranes, saillantes, très-denses, avec quelques points d'adhérences costo-pulmonaires, contenait environ deux tiers de sérosité citrine, non floconneuse. Le poumon gauche était infiltré d'une sérosité spumeuse, et, dans son lobe supérieur, présentait un abcès gros comme un œuf, entouré d'indurations rouges et de bronches injectés de pus.

Le poumon droit était engoué comme au premier degré de la pneumonie.

Les ramifications bronchiques, à gauche, étaient rouges, et contenaient quelques mucosités ; plusieurs d'entre elles se terminaient par un renflement en cul-de-sac rempli de mucosités, renflement terminal qui contrastait avec la capillarité des tuyaux bronchiques qui en émanaient directement.

Le péritoine était enflammé, recouvert d'une couche pseudo-membraneuse et mouillé d'un suintement puriforme vers les parties déclives. Dans l'estomac, mucosités adhérentes.—Dans le cœcum et le gros intestin, quelques trichocéphales. — Le colon était parsemé d'ulcérations arrondies, de divers diamètres, situées le long des bandes musculaires, et particulièrement vis-à-vis la zone qui répond à l'insertion mésentérique. Deux ou trois de ces ulcérations étaient presque perforantes, et furent probablement la cause de la péritonite que nous avons signalée.

Rate un peu ramollie, triplée de volume.

Pâleur du tissu hépatique et de la bile vésiculaire.

Dans cette observation, la laryngite sous-glottique ne coïncide pas avec la fièvre typhoïde ; c'est une exception à la règle générale que nous avions jusqu'à présent signalée ; encore cette seule et unique exception est-elle douteuse, car nous n'avons aucun renseignement sur l'état antécédent de ce militaire, et nous ne savons de quelle espèce de maladie il était convalescent, quand il entra à l'Hôtel-Dieu. Après tout, l'affection à laquelle il a succombé peut bien compter, comme la fièvre ty-phoïde, au nombre de ces maladies générales qui affec-tent à la fois les solides et les liquides, et qui sont fécondes en métastases. C'était une rougeolé compli-quée d'épanchement dans le péricarde et dans la ca-vité pleurale gauche, compliquée de plus de dyssenterie, avec perforation imminente et peut-être même accomplie, du gros intestin. C'est au milieu de tels désordres, qu'ap-paraît cette laryngite sous-glottique, qui avait peut-être sa cause première dans une prédisposition morbide du larynx, et qui, dans cette hypothèse, dut nécessairement recevoir une impulsion fâcheuse de la complexité des accidents divers auxquels succomba ce malade.

Ce fut encore la forme phlegmoneuse qu'affecta chez lui la laryngite sous-glottique. Ce cas nous montre de plus le mécanisme qui préside au développement de l'abcès laryngien, à son mode de perforation, à l'expul-sion des substances et des débris purulents qu'il peut contenir.

Le kyste, en effet, enveloppait, d'une part, le tiers inférieur de l'aryténoïde ; de l'autre, le contour de la surface cricoïde. Si le phlegmon avait pu continuer ses progrès, il se serait étendu dans l'un et l'autre sens ; c'est-à-dire que, comme dans la 4.ᵉ observation, un seul

et même foyer eût embrassé la totalité de l'aryténoïde
et du cricoïde , frappés de nécrose.

Que voyons-nous dans l'intérieur de ce kyste ? l'aryténoïde désarticulé, nécrosé dans son tiers inférieur encore en place , conservant ses rapports naturels , mais
projetant la partie saillante de sa base à travers l'ouverture par laquelle ce kyste s'est vidé de pus dans le larynx. L'aryténoïde n'a pu, comme dans la 3.ᵉ observation, franchir l'ouverture intra-laryngienne , fixé qu'il
était encore par ses moyens d'attache, et cependant in-
diquant par sa position vis-à-vis la perforation, de quelle
manière il tombe dans le larynx, quand il est libre et
flottant.

Sur les trois cas d'abcès ou kystes sous-glottiques que
nous avons cités , deux fois la perforation de la poche a
eu lieu près de l'insertion de la corde vocale.

Pourquoi ce lieu d'élection ? Nous pensons que le mécanisme des insertions et des mouvements laryngiens
peut à ce sujet fournir quelques données explicatives.

Que nous offrent, en effet, les cordes vocales ? Deux
parties très-distinctes, une extrémité fixe, immobile ,
s'attachant au cartilage thyroïde ; une autre extrémité ,
la postérieure , très-mobile, s'insérant aux aryténoïdes
et leur imprimant, sous l'empire des fonctions vocales ,
des oscillations et des frémissements continuels. Aussi,
dans l'abcès sous-glottique, la perforation a-t-elle lieu
immédiatement auprès de l'insertion des ligaments et
muscles thyro-aryténoïdiens, c'est-à-dire, précisément
dans le point où l'extrémité contractile et mobile de la
corde vocale exerce le plus vivement ses tractions sur
la paroi flottante de l'abcès laryngien.

Il faut admettre aussi que l'épaisseur moindre des tissus
dans ce point, peut fortement concourir à ce résultat.

Ajoutons que, dans cette observation, les deux petites
ouvertures par lesquelles les abcès sous-glottiques communiquaient avec le larynx, furent en grande partie dues
à l'usure et à l'amincissement des tissus qui cédaient
sous la force expansive du travail phlegmoneux.

On ne pourrait ici invoquer l'hypothèse d'une ulcération primitive, que repousse d'ailleurs tout d'abord l'étroitesse même de la perforation intra-laryngienne ici en question.

Quant aux symptômes qui, pendant la vie, ont manifesté cet état grave du larynx, ils étaient les mêmes que dans les autres cas ; toujours de l'enrouement, de la discordance dans la voix qui se composait de la succession d'un mélange de sons aigüs et graves, enfin de l'aphonie ; jamais d'accès de suffocation.

Tirerons-nous de ces faits quelques conclusions applicables à l'histoire générale de la laryngite sous-glottique.

Voici celles qu'on semble pouvoir en déduire légitimement.

1.º La laryngite sous-glottique (qui, du reste, en raison des variations de son siége ne mérite pas toujours ce nom) coïncide très-souvent avec la fièvre typhoïde : sur cinq observations citées dans ce travail, cette coïncidence singulière existe quatre fois et peut-être cinq fois. Elle existe aussi dans un cas d'angine sous-glottique, publié en 1837 par notre collègue M. Gély, et dans les sept ou huit autres observations de laryngite sous-glottique que la science possède, nous voyons toujours cette redoutable maladie se rencontrer au milieu de circonstances morbides qui ont porté une attente plus ou moins profonde à l'économie tout entière. De sorte que, tout en conservant son intérêt, son danger, son individualité comme affection locale et circonscrite, la laryngite sous-glottique pourrait bien n'être que l'expression formidable d'une diathèse morbide profondément établie, et particulièrement de la diathèse purulente au pyogénique.

2.º La laryngite sous-glottique qui se développe dans le cours des maladies graves, a probablement pour cause première une maladie organique du larynx. En effet, sur cinq sujets atteints d'angine sous-glottique, il est constaté que trois avaient habituellement la voix enrouée ou plus ou moins altérée dans son timbre.

3.º L'enrouement, la raucité ou la discordance de la

voix, l'aphonie, symptômes habituels de cette altération laryngienne, seront toujours d'un pronostic fâcheux ; mais ils seront bien plus formidables encore lorsqu'ils se rencontreront avec une certaine persistance dans le cours d'une maladie grave, et le pronostic, dans cette circonstance, devra plutôt ressortir des conditions générales que des accidents locaux.

4.º Toutefois, les accidents laryngiens pourront par eux-mêmes provoquer un danger imminent, lorsque la tuméfaction intra-laryngienne sera portée au point de rétrécir notablement l'ouverture de la glotte. On conçoit, en effet, que les symptômes doivent varier suivant la localisation morbide ; qu'à peine appréciables, lorsque l'inflammation n'occupe que l'extérieur du larynx, ils sont pressants et redoutables, lorsqu'elle a envahi l'intérieur.

5.º Il résulte aussi de nos observations que la laryngite peut affecter deux formes anatomiques bien tranchées : la forme ulcéreuse et la forme phlegmoneuse. Dans la première, l'inflammation a pour point de départ la muqueuse, et se propage progressivement à travers le tissu sous-muqueux, jusqu'aux cartilages et articulations du larynx. Dans la seconde forme, la phlegmasie naît au sein même des parties sous-muqueuses ; elle procède du centre à la circonférence, et les perforations qui ont lieu, soit au dedans du larynx, soit vis-à-vis l'œsophage, sont le résultat de l'expansion périphérique qui anime ces abcès phlegmoneux.

6.º Les résultats les plus ordinaires de cette inflammation, sont : 1.º le développement d'un kyste qui se forme aux dépens des ligaments et muscles circonvoisins ; 2.º la nécrose des cartilages du larynx ; 3.º dans certains cas, la transformation de cette région de l'organe vocal en un abcès plus ou moins vaste, n'occupant quelquefois qu'un seul côté, d'autres fois les deux, d'autres fois, enfin, embrassant, dans une large enveloppe, les aryténoïdes et le cricoïde. — Ces kystes se perforent, soit en avant, soit en arrière, mais le plus souvent dans ce dernier sens, et donnent alors une issue aux débris nécrosés qu'ils contiennent.

7.º enfin, un mot sur le traitement de l'angine sous-glottique. Certains cas d'aphonie, de raucité de la voix survenant soudainement au milieu d'une maladie grave, typhoïde ou éruptive, et pouvant être rapporté à une irritation commençante des régions crico-aryténoïdiennes, ont disparu ou notablement diminué sous l'influence d'applications réitérées de vésicatoires au devant du cou.

Nantes, le 16 avril 1841.

NANTES, IMPRIMERIE DE CAMILLE MELLINET. — 33,362.